LA DOCTRINE PHYSIOLOGIQUE MODERNE

PROGRAMME DES TRAVAUX

DU

Docteur MOURGUE

(DU GARD)

Membre correspondant de plusieurs sociétés de médecine,
Honoré de plusieurs médailles.

Si tu brillais sans être utile,
Un jour, de toi l'on dirait
C'est une étoile qui file,
Qui file, file, et disparaît.

PARIS

A. PARENT, IMPRIMEUR DE LA FACULTÉ DE MÉDECINE

A. DAVY, Successeur

31, RUE MONSIEUR-LE-PRINCE, 31

1882

I.

Une conception géologique des atterrissements primitifs.

Les atterrissements primitifs — immenses entassements de matériaux, de débris des roches primitives — vomis par les volcans, charriés, déposés par les eaux du déluge. L'atterrissement, c'est cet immense banc de sable diluvien qui couvrait le sol éminemment calcaire, dans lequel la Seine a creusé son lit, et dont il reste de remarquables spécimens aux environs de Paris, à Montmorency, surtout — avec sa flore primitive, spéciale : châtaigniers, bruyères, genêts, etc.

L'atterrissement, c'est cette haute vallée de Barèges dans les Pyrénées, à 1,250 mètres d'altitude, creusée, elle-même, par le Gave, dans une vallée primitive d'atterrissement, dont l'affleurement supérieur, station pastorale, atteint le cirque du Pic-du-Midi et du Tourmalet, vers 1.500 mètres de hauteur.

I. — Leur origine, — le déluge, par le soulèvement des montagnes plutoniques.

II. — Leur nature primitive, granitique, schisteuse, quartzeuse.

III. — Leur rôle économique, au point de vue : *a.* de l'existence ; *b.* de l'habitation ; *c.* du bien-être de l'homme.

1. Sous le rapport du sol : *a.* comme culture ; *b.* végétation ; *c.* fertilité.

2. Sous le rapport des eaux : *a.* comme *irrigations* ; *b.* *stations thermales* ; *c. boissons alimentaires* ; filtration naturelle, potabilité des eaux ;

3. Le rapport des terrains avec les eaux naturelles ou minérales.

A. Terrains *primitifs, granitiques, schisteux, montagneux. Eaux abondantes*, potables ; irrigations précieuses ; sources *thermales*, sulfureuses.

B. Terrains *secondaires*, calcaires, peu montagneux ; irrigation rare, peu utile ; sources *séléniteuses* peu *potables*, stations *thermales*, salines, alcalines.

Les atterrissements forment le trait d'union, au point de vue des terrains et de leurs productions, entre les divers pays, et à leurs diverses latitudes et altitudes, de constitution géologique différente.

PROGRAMME DES TRAVAUX

DU

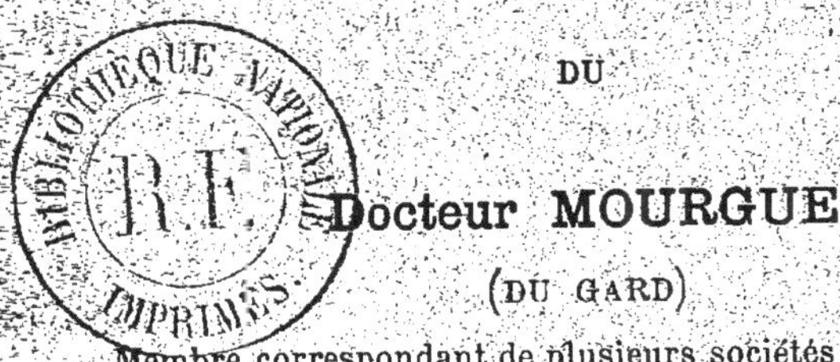

Docteur MOURGUE

(DU GARD)

Membre correspondant de plusieurs sociétés de médecine,
Honoré de plusieurs médailles.

Si tu brillais sans être utile,
Un jour, de toi l'on dirait :
C'est une étoile qui file,
Qui file, file, et disparaît.

PARIS

A. PARENT, IMPRIMEUR DE LA FACULTÉ DE MÉDECINE
A. DAVY, Successeur
31, RUE MONSIEUR-LE-PRINCE, 31

1882

PRÉFACE.

J'ai beaucoup travaillé, beaucoup voyagé et beaucoup observé. L'heure de la retraite va sonner. Il est temps de se recueillir, de rédiger ces observations, de réunir ces matériaux, de leur donner un corps; — le but de la *Doctrine physiologique moderne*.

En attendant, je donne le programme de ces travaux, réduits à l'idée mère, au fait utile. Voici le titre des principaux sujets analysés dans ce programme :

MÉDECINE.

1. L'analyse organopathique. Le système névrasculaire.

2. La doctrine physiologique moderne. L'irritation névrasculaire.

3. Le rôle de l'irritation névrasculaire, dans les maladies : *a. cardiaques*, théorie de l'asystolie; *b.* cérébro-spinales, diagnostic différentiel, etc. ; *c.* dans les maladies *complexes, frustes,* larvées, goitre exophthalmique, maladie bronzée; *d.* comme multiplicité, coexistence, sur le même sujet, de divers organopathies et de diverses maladies organiques, diathésiques; — Pléiade *organopathique, pneumogastrique, asystolique.*

4. La gravité relative des lésions du sommet des poumons; à l'état aigu, *méningite sympathique*; à l'état chronique *tuberculose pulmonaire.*

5. Le rôle des causes morbides : 1° cosmiques générales ; 2° sociales, spéciales, dans les maladies épidémiques des êtres organisés.

6. Théorie parasitaire, fondée sur le délabrement organique du sujet, comme terrain propice, cause déterminante.

7. Le dogme de l'autophagisme dans les maladies, comme confirmation de la théorie parasitaire.

8. L'analyse organopathique de la fièvre typhoïde, comme type épidémique.

9. La toile d'araignée, comme antipériodique, — contre les névralgies, le tic douloureux, et certaines fièvres rebelles ou antipathiques à la quinine.

10. Quelques faits pour servir à l'histoire des maladies épidémiques, dans le midi de la France. Apparition, coexistence de la révolution *cosmique*, du *parasitisme*, et des maladies épidémiques des végétaux, des *animaux* et de l'*homme*. Relation de diverses épidémies de fièvre typhoïde, de variole, de rougeole, de croup.

Quelques données du cycle, quelques points de l'orbite de l'*épidémicité*.

(Mémoire de réception à l'Académie des sciences et belles lettres de Montpellier.)

11. De la pleuro-pneumonie typhoïde, fluxion de poitrine diffluente, spumescente, râlante ; — et de son traitement spécial par les révulsifs, les analeptiques et les expectorants.

(Mémoire couronné par la Société de médecine de Bordeaux, 1850.)

12. Des funestes effets du tabac à priser, ou nicotisme constitutionnel : — Phlogose digestive, chronique, dyspeptique, diarrhéique, émaciante, grave, consciente, — le spectre noir !

(Mémoire couronné par l'Association française contre

l'abus du tabac et des boissons alcooliques. — Prix Bla-
tin, 1875.)

13. Le choléra, dans le midi de la France, sous le rapport
de la constitution géologique du sol, et de la nature des
eaux.

(Médaille de dévouement du gouvernement de Louis-
Philippe.)

OBSTÉTRIQUE

14. Traitement de la métrorrhagie puerpérale grave,
avant, pendant et après l'accouchement, par l'emploi com-
biné de :

1° La compression prolongée de l'aorte abdominale;

2° Le tamponnement massif, à deux ou trois mouchoirs;

3° Le seigle ergoté, à haute dose. (Mémoire présenté à
la Société de chirurgie de Paris, 1880.)

15. La version a tergo, — la femme couchée sur le
ventre, — dans les positions en travers, où le plan abdo-
minal de l'enfant est en avant, ou en haut.

16. Divers cas remarquables de la pratique obstétricale :
parallèle de la version et du forceps, dans certains cas de
dystocie, par rétrécissement du bassin : plusieurs cas de
céphalotripsie, pour rétrécissement du bassin, pour hydro-
céphalie, — version, *in extremis*; évolution spontanée,
dans quelques positions en travers.

CHIRURGIE

17. De la compression, comme méthode exclusive de
traitement du paraphimosis. (Mémoire analysé par l'*Abeille
médicale*, 1844.)

18. Traitement abortif de l'érysipèle ambulant par les

cautérisations et les vésicatoires linéaires, par le collodion élastique; — le cercle cabalistique. (Congrès de Paris, 1878.)

19. Traitement de l'ongle rentré dans les chairs par la cautérisation et la compression.

20. Quelques faits pour servir à l'histoire de l'étranglement herniaire. Divers cas de hernie étranglée, terminés par : *a*, la mort; *b*. l'infirmité. — Anus contre nature; — guérison spontanée; *c*. la guérison médicale, chirurgicale. Divers cas de kélotomie; — simplification et vulgarisation de l'opération de la hernie étranglée.

VARIÉTÉS.

21. Impressions de voyage d'un médecin en France et à l'étranger. Études de mœurs, usages, monuments, productions.

Une visite dans les principaux hôpitaux de la France, à Paris, pendant le bombardement, et dans les pays voisins.

Le respect humain et les grandes consultations nosocomiales, en Italie, en Belgique. — Les concessions, en Algérie. — Les vallées d'atterrissements primitifs dans les Pyrénées.

Le suicide est une folie; et la folie est souvent la projection névrasculaire, sur le cerveau, d'un foyer idiopathique, dans l'estomac, dans l'utérus, etc. Le rationalisme religieux. 1re phase, la conception philosophique; 2e phase, la révélation prophétique; 3e phase, l'incarnation divine; — son but, sa résultante, l'émancipation, la glorification de l'homme, — de la femme. Les diverses inhumations : cimetières, catacombes, cineraria, caveaux funéraires, à putréfaction confinée, en France, en Italie, etc., etc.

MOURGUE, D. M.

Lassalle, 8 juin 1882.

PROGRAMME DES TRAVAUX

MÉDECINE

I

L'ANALYSE ORGANOPATHIQUE (¹)

> Tota medicina in observationibus.
> BAGLIVI.

I. — GÉNÉRALITÉS.

Tout vit, selon des modes, sous des formes, et à des dé-
grés divers. La manifestation capitale de la vie, c'est le
sentiment, c'est le mouvement. Tout est sensation, ou sensation transformée, dans la sphère de l'animalité, en dehors de son principe animateur, âme, principe vital. Le
siège des sensations, des fonctions, c'est le vaste appareil
des sens. La trame organique des appareils sensoriaux est
le système *névrasculaire de Dugès*.

II. — LE SYSTÈME NÉVRASCULAIRE.

Le système névrasculaire est formé par la fusion anastomotique, terminale : 1º du *système nerveux* : *a. cérébro-spinal, b.* et grand *sympathique* ; 2º avec le système *vascu-*

(1) Mémoire communiqué à l'Association française pour l'avancement
des sciences. — Congrès du Havre, 1877.

laire: *a.* artériel, *b.* et veineux. L'histologie admet que cette anastomose se produit sous la forme de cellules, — *vésicules* de Mascagni, — toutes contiguës et communiquantes.

Le système NÉVRASCULAIRE représente, ainsi, un vaste tube vasculaire, — gangue organique, — dont la surface *externe*, animée, spécialement, par les nerfs *cérébro-spinaux*, est le siège des sensations et fonctions de la vie animale : tandis que sa surface *interne*, — innervée, particulièrement par le grand *sympathique*, est affectée aux sensations et fonctions de la vie organique.

Cette classification des appareils sensoriaux est plus large que celle des auteurs. Elle admet : 1° un appareil *extra-névrasculaire*, *extra-vasculaire*, en rapport direct avec les agents extérieurs, — comprenant : *a.* les sens *externes*, vue, tact, etc. ; *b.* et les sens *internes*, surtout le sens pneumo-gastrique, qui joue un si grand rôle en médecine ; 2° et l'appareil *intra-névrasculaire*, *intra-vasculaire*, en rapport direct avec les fluides organiques, surtout avec le sang, — le siège de la *fièvre*, une grande figure pathologique.

Toute portion du système névrasculaire, dans un but fonctionnel déterminé, est un *appareil sensoriel*. La maladie de tout appareil sensoriel est une *organopathie*, et, par conséquent, une affection névrasculaire.

L'ensemble des appareils, des sensations, des fonctions, à l'état *normal*, constitue la *santé*. L'ensemble de toutes ces anomalies, de toutes ces *organopathies*, constitue la *maladie*. La maladie est donc une collection d'*organopathies*, d'affections névrasculaires, et cette collection est, généralement, une projection, une prolifération, une filiation organopathique.

III. — L'ANALYSE ORGANOPATHIQUE.

L'analyse organopathique décompose la maladie collective, — au point de vue du diagnostic et du traitement; — dans ses éléments constitutifs, les *organopathies*, qu'elle étudie dans leurs diverses conditions de *nombre, siège, causes, nature, traitement,* etc.

I. *Nombre.* — Le nombre des organopathies varie dans les diverses maladies, et à leurs diverses phases, l'organopathie engendrant l'organopathie.

II. *Siège.* — Même variation du siège des *organopathies*, dans les divers appareils. Ce siège, le plus fréquent, est dans les importants organes régis par le nerf vague; la *plëiade pneumogastrique,* qu'on retrouve dans la plupart des maladies intenses. Les maladies, en effet, diffèrent moins, entre elles, par le nombre, que par la nature et l'ordination de leurs organopathies.

III. *Manifestations phénoménales. Lésions anatomiques.* — Mêmes considérations générales que ci-dessus. Je dirai seulement ici, que les lésions anatomiques, variant comme les symptômes, dans les diverses maladies, sont, généralement, plus intenses dans les organopathies *idiopathiques,* que dans les organopathies *sympathiques.*

IV. *Pathogénésie.* — 1° Les organopathies *idiopathiques* ont des lésions propres; elles sont initiales, d'origine extérieure : leur siège ordinaire est sur les appareils en rapport direct avec le monde extérieur. Elles jouent le rôle, dans la généralisation morbide, de *pars mandans,* foyers de projections, d'ondulations *sympathiques,* sur les autres appareils de l'économie.

L'*idiopathisme* est la rencontre du monde extérieur et du sujet, sur le terrain névrasculaire ; Une affection *primitive.*

M.   2

2° Les organopathies *sympathiques*, au contraire, n'ont pas de lésions propres. Elles sont subséquentes aux organopathies *idiopathiques*, dont elles sont la projection, l'ondulation. Leur siège ordinaire est dans les organes profonds, sans rapport direct avec les agents extérieurs.

Le *sympathisme* est une projection du foyer idiopathique sur le système névrasculaire : Une affection *secondaire*.

La prolifération organopathique est un des modes usuels de la formation des maladies collectives. Elle s'établit en vertu de la solidarité animale, par l'intermédiaire de l'irritabilité névrasculaire ; et, selon certains modes sympathiques bien décrits par Burns : *a*. anastomotique, *b*. social, *c*. solidaire, *d*. métastatique : Origine des maladies organopathiques.

3° Les organopathies *diathésiques* sont terminales, et souvent le résultat des précédentes lésions, se rattachant à une altération du sang, quelquefois initiale, essentielle. Elles peuvent ainsi intéresser l'économie entière et constituent les maladies générales.

Le *diathésisme* est une inondation pathologique du système névrasculaire par une altération du sang ; une affection *tertiaire*.

V. *Étiologie*. — L'étiologie se confond avec la pathogénie. Les causes des maladies, ou plutôt, des diverses organopathies qui les constituent, sont : 1° prédisposantes ; 2° ou déterminantes.

1° L'*irritation névrasculaire* est une cause prédisposante de premier ordre.

2° Les causes *déterminantes spéciales* des organopathies *idiopathiques* sont les agents extérieurs ; celles-ci, nous l'avons dit, un choc du monde extérieur et du sujet, sur le système névrasculaire.

Les causes ordinaires des *sympathies* sont les lésions *idiopathiques* ; et, toutes ensemble, elles engendrent les maladies *diathésiques*, par altération du sang, comme je viens de l'indiquer. Les organopathies *idiopathiques*, caractérisent les maladies locales, de même que les *sympathies* caractérisent les maladies *généralisées*, et que les *diathèses* représentent les maladies *générales, cachectiques*.

VI. *Nature.* — La nature des organopathies, l'essence de l'affection névrasculaire, qui les représente, est *simple*, ou *complexe*, — *entité* morbide.

A. L'affection *élémentaire* est :

1° *Sthénique*, phlogosique, avec exagération de la vitalité, de l'irritabilité névrasculaire. La phlogose a trois degrés : a. l'*irritation*, exagération de la sensibilité, de la motilité, de la vascularité, — douleur, contraction, congestion ; b. le *catarrhe*, caractérisé par la fluxion, l'hypersécrétion ; c. et la *phlegmasie*, caractérisée par la plasticité, la suppuration. La phlogose est donc une sthénie *névrasculaire*, tout à la fois *nerveuse* et *vasculaire* : dualité morbide, sur laquelle s'établira le traitement physiologique.

La phlogose névrasculaire est, le plus souvent, aiguë, au début ; plus rarement chronique, et à la fin. Les organopathies *initiales, idiopathiques* et *sympathiques*, sont, généralement, *sthéniques* ; tandis que les affections *ultimes, diathésiques, cachectiques*, décèlent, ordinairement, une nature *asthénique* ou *spécifique*.

2° Enfin, l'affection névrasculaire est, au contraire, *asthénique*, quand elle se rattache à un abaissement de la vitalité ; souvent, je le répète, comme effet morbide, par altération diasthésique du sang, et à la période ultime des maladies.

3° La nature *spécifique* des maladies est inconnue, peut-être une combinaison d'éléments morbides.

B. Les principales *entités* morbides, sur lesquelles nous reviendrons sont : 1° l'intoxication alimentaire, saburrale, etc. ; 2° le paludisme ; 3° le parasitisme ; 4° l'autophagisme ; 5° la septicémie ; 6° l'ataxie, etc.

VII. *Pronostic, terminaison.* — Variables, selon les

maladies, leur nature, leur intensité, le nombre de leurs organopathies constitutives, etc. Le pronostic individuel est plus grave pour les organopathies *idiopathiques*, à cause des lésions propres, ainsi que pour les affections *diathésiques*, en raison des altérations du sang, que pour les projections *sympathiques*, dépourvues de ces lésions.

VIII. — *Traitement* : — A. *Préventif*, éloignement des causes : *a. prédisposantes*, — celles-ci sont, généralement, l'irritation *névrasculaire*, réclamant un traitement sédatif; *b. déterminantes*, — quelquefois, l'exagération ou la persistance de la cause prédisposante. Les causes déterminantes des organopathies *idiopathiques* sont, nous l'avons dit, les agents extérieurs, généralement. Pour les organopathies *sympathiques*, elles se rattachent aux précédentes, dont elles dépendent. Enfin, nous répétons aussi que les organopathies *diathésiques* sont liées à une altération du sang, initiale, ou, plus souvent, le résultat des lésions précédentes.

L'éloignement des causes rentre dans le traitement curatif des organopathies, institué dans l'ordre de leur développement pathogénésique.

B. *Traitement curatif*. — Le traitement d'une maladie est, évidemment, celui de ses diverses organopathies constitutives, qui sont des affections névrasculaires ; 1° dans l'ordre de leur *évolution pathogénésique* : *a. idiopathique, b. sympathique, c. diathésique*; 2° et selon la *nature*, l'intensité, l'acuité de l'affection *névrasculaire*: *a. sthénie, b. asthénie, c. spécificité, d. intoxication*, etc.

Le succès du traitement est l'appropriation, la superposition d'une affection artificielle *médicamenteuse* à l'affection naturelle, *pathologique*, qu'elle modifie ou anéantit : *a.* par action *allopathique*, dans les maladies *aiguës*; *b.* par action *homœopathique*, dans les maladies *chroniques*.

Les divers agents, spéciaux et généraux, des diverses affections névrasculaires sont en dehors de mon sujet. Rappelons, toutefois, 1° que le traitement d'une maladie est subordonné, spécialement, à sa nature, à son intensité, plutôt qu'à son siège ; 2° que les diverses organopathies d'une maladie sont, ordinairement, de même nature et demandent le même traitement, à des nuances près, d'intensité, d'acuité, etc. ; 3° que, généralement, aussi, la nature des maladies est sthénique, phlogosique, et qu'elles réclament, par conséquent, dans une certaine mesure, le traitement général de la phlogose névrasculaire.

Traitement : A. — A l'état aigu : *a. direct*, s'adressant à son double élément : *nerveux*, par les calmants, les narcotiques, les anesthésiques ; *vasculaire*, par les délayants, les réfrigérants, les antiphlogistiques ; *b. indirect*, par les dérivatifs, les révulsifs, surtout à la phase catarrhale, hypersécrétante.

B.—A l'état chronique, — par les dérivatifs, les révulsifs, les substitutifs, les altérants, s'adressant à la maladie collective.

II

LA DOCTRINE PHYSIOLOGIQUE MODERNE

La doctrine physiologique classe les maladies d'après leur nature, d'après les conditions de la vitalité, de l'irritabilité névrasculaire. A ce point de vue, les maladies sont divisées en deux grandes classes : les maladies *sthéniques* et les maladies *asthéniques*. Selon cette doctrine, la plupart des maladies sont *sthéniques*, phlegmasiques.

On a contesté, à la doctrine physiologique, le rôle prépondérant de l'*inflammation* dans les maladies. On a reproché à ses illustres promoteurs, MM. Broussais et Bouil-

laud, d'avoir abusé des émissions sanguines dans le traitement.

Ce reproche exagéré serait tout au plus fondé, aujour-
d'hui, où le génie du mal a changé, où la tonalité, la vitalité
humaine a baissé, peut-être, le funeste résultat de toutes
ces guerres impies qui ont souillé le sol et infecté l'atmosphère.

S'inclinant devant les faits, la doctrine physiologique moderne fait jouer un rôle prépondérant au premier degré de
la phlogose, à l'irritation, *névrasculaire*, dont le traitement
se compose, spécialement, du régime, de l'hygiène, des calmants et de l'eau, en bains, et, en boisson, six verres
par jour.

L'IRRITATION NÉVRASCULAIRE.

L'irritation névrasculaire est un état intermédiaire à la
santé et à la maladie, le premier degré de la phlogose, la
manifestation de la puissance *névrasculaire*, caractérisée
par l'exagération de la *sensibilité*, de la *vascularité*, de la
motricité, de la *caloricité*.

Ses manifestations phénoménales varient selon les divers
appareils. Dans les voies digestives, son siège le plus fréquent et le plus important, l'irritation névrasculaire est
une nuance mitigée de la gastro-entérite de Broussais, de
la gastro-entéralgie de Barras, la dyspepsie des modernes.
Caractérisée par la rougeur, la sécheresse de la bouche, du
gosier, — pharyngite granuleuse; — par la *constipation*,
quand l'irritation occupe les parties supérieures, et par la
diarrhée quand elle siège dans les parties inférieures du
tube digestif; par la chaleur locale, etc.

L'irritation névrasculaire du cœur, c'est la *fièvre*; celle
du cerveau, c'est l'*éclampsie*; du poumon, c'est l'*asthme*; de
la matrice, c'est l'*hystérie*, etc.

L'irritation névrasculaire est quelquefois héréditaire,

plus souvent acquise. L'hérédité des maladies réside, essentiellement, dans l'irritation névrasculaire, laquelle se transforme en maladie *organique*, *diathésique*, par le fait des conditions individuelles, relatives à la nourriture, à la profession, au climat, aux passions, aux excès, etc.

Dans la généralité des cas, je le répète, l'irritation névrasculaire est acquise. La première acquisition a lieu dans le sein maternel, la seconde par l'allaitement, la troisième par des infractions hygiéniques, ci-dessus, en particulier, par une défectuosité des aliments, des boissons, etc.

L'irritabilité névrasculaire est très développée chez les enfants et chez les femmes, ce qui explique la fréquence, l'acuité de leurs maladies et le grand nombre de leurs organopathies constitutives.

L'éclampsie, la personnification de l'irritation névrasculaire est une maladie qui leur est particulière. En raison de son importance, nous y reviendrons.

III

LE ROLE DE L'IRRITATION NÉVRASCULAIRE
DANS LES MALADIES

> L'irritation, c'est le péché originel, constitutionnel, héréditaire, qui punit l'iniquité des pères, sur les enfants, jusqu'à la dernière génération.
>
> SAINT-ÉVANGILE.

L'irritation névrasculaire joue un grand rôle dans les maladies, en général, comme : 1° entité; 2° prédisposition; 3° complication morbide; 4ᵉ et comme génération, propa-

gation des éléments, des organopathies de la maladie in-
dividuelle collective.

La plupart des maladies chroniques, organiques, inor-
ganiques, héréditaires, etc., sont des transformations de la
phlogose névrasculaire qu'on retrouve encore dans beaucoup de maladies inconnues, obscures, frustes, telles que
la leucocythémie, le goitre exophthalmique, la scrofule, la
tuberculose, etc.—Le tubercule..., le grain de blé qui dort de
sa vie latente, dans le tombeau des pharaons, en dehors de
ses conditions de développements, ici, l'irritation névrasculaire.

Nous avons cherché à démontrer, précédemment, que
les maladies s'établissent, généralement, par prolifération
organopathique et par l'intermédiaire de l'irritation
névrasculaire, selon divers modes *sympathiques*, déjà décrits
et en raison de la solidarité vitale. Cette prolifération *organopathique*, cette projection *idiopathique* sur les organes
environnants, qui se prennent, *sympathiquement*, se produit,
ordinairement, à l'état d'acuité, d'intensité.

THÉORIE DE LA FIÈVRE.

De toutes les projections *sympathiques*, la plus fréquente,
la plus importante, sans contredit, c'est la *fièvre*. La *fièvre*,
au point de vue *anatomo-pathologique*, est une organopathie *cardiaco-vasculaire*, une lésion du cœur et des vaisseaux, une altération du sang. Au point de vue *dynami-
que*, la fièvre est une formule algébrique, la résultante de
la *puissance* représentée par l'irritabilité névrasculaire, sur
la *résistance* représentée par la masse du sang. L'intensité
de la fièvre, l'accélération du pouls est ainsi proportion-
nelle à l'élévation de la puissance et à l'abaissement de la
résistance.

La *fièvre* est caractérisée par l'exagération de la *chaleur*
et par l'*accélération circulatoire*. Il y a deux sortes de cha-

leur : *a.* la chaleur *tactile*, appréciable à la main, *bénigne* ; *b.* et la chaleur *thermométrique*, relativement, *grave*. La chaleur se rapporte, spécialement, à une altération du sang, et la fréquence de la circulation à une lésion vasculaire.

Il y a, aussi, deux espèces d'accélération circulatoire : *a.* l'une modérée, harmonique, par élévation de la *puissance*, de l'irritabilité *névrasculaire* du cœur et des vaisseaux, relativement *bénigne* ; *b.* l'autre accélération circulatoire, excessive, désharmonique, par *abaissement* de la *résistance*, diminution de la masse sanguine ; relativement, *grave*.

De là, quatre espèces de fièvres : 1° la fièvre *sympathique*, la plus fréquente, projection, ondulation, jusqu'au cœur, d'une irritation névrasculaire, *idiopathique*, ambiante ; 2° la fièvre est *idiopathique*, quand elle se rattache, directement, à la phlogose cardiaco-vasculaire ; souvent, une phase avancée de la précédente ; 3° la fièvre est *essentielle*, quand elle se lie, spécialement, à une *altération* du sang, celle-ci, tantôt initiale, *histologique* ; tantôt terminale, *diathésique* ; 4° enfin, la fièvre est *adynamique* quand elle est, plus particulièrement, liée à la *diminution* de la masse sanguine ; hémorrhagie, anémie.

Mais, je le répète, la fièvre, dans la généralité des cas, est *sympathique*, une projection *idiopathique*. Nous dirons aussi que, le plus souvent, ce foyer des projections *sympathiques* est dans les voies digestives ; de telle sorte que si la fièvre est, généralement, une *sympathie cardiaque*, cette *sympathie cardiaque* est aussi une *sympathie digestive*. Et cette sympathie est une *phlogose névrasculaire*.

Je signale cette solidarité particulière entre l'estomac et le cœur ; entre le cœur et le cerveau, de telle sorte que la projection *névrasculaire*, émanant d'un foyer *idiopathique*, intéresserait l'estomac avant d'arriver au cœur, dans bien des cas.

De toutes les fièvres, la fièvre typhoïde est la plus fré-

quente ou la plus importante et les résume toutes, dans
son évolution. Cette conception élevée de la fièvre élargit
le champ de la pathogénie et de la pathologie. Il mérite
d'être signalé.

IV

LE ROLE DE L'IRRITATION NÉVRASCULAIRE
DANS LES MALADIES PHLÉGMASIQUES, ORGANIQUES, INOR- GANIQUES ET ASYSTOLIQUES DU CŒUR.—THÉORIE ASYS- TOLIQUE : LA DIGITALE POURPRÉE.

> Gloire éternelle au médecin qui a
> introduit ce précieux remède
> dans la thérapeutique.
>
> J. FRANCK.

1º L'irritation névrasculaire atteignant le cœur y détermine une organopathie aiguë, la *fièvre* : *a.* sympathique ;
b. idiopathique, *cardite.*

2º A l'état chronique, la phlogose initiale, simple, ou,
plus souvent, *rhumatismale,* M. Bouillaud produit, sur le
cœur, une maladie dite *organique*, hypertrophie, ané-
vrysme.

3º A un degré plus avancé, cette maladie cardiaque se
complique d'ossifications partielles, indurations valvulaires,
rétrécissements, insuffisances auriculaires, maladie *inorganique.*

4º Enfin, la *phlogose névrasculaire* aiguë, initiale, ou
adventice, se superposant, accidentellement, à la maladie
organique, inorganique du cœur, la complique, l'aggrave
et la transforme en une maladie spéciale, dangereuse, qu'on

appelle l'*asystolie*, caractérisée par : *a.* la *fréquence*; *b.* la *faiblesse*; *c.* et l'*irrégularité* excessives de la circulation.

THÉORIE ASYSTOLIQUE.

L'*asystolie*, fusion de maladies opposites, *organiques* et *dynamiques* du cœur, est une maladie complexe, une irritation contractile, excessive du cœur. Les contractions du cœur, en se multipliant à l'infini, s'affaiblissent d'autant, et ne sont plus, alors, qu'un frémissement sans influence sur sa capacité, ni, par conséquent, sur la circulation du sang, d'où une espèce de *syncope*, d'*asphyxie*.

Cet état *syncopal*, *asphyxique*, de l'*asystolie*, donne une explication satisfaisante des accidents *asystoliques* ; anurie, albuminurie, hydropisie, embolie, gangrène, etc., *pléiade asystolique*.

Le ralentissement circulatoire explique la rareté des urines, qui deviennent plus foncées, sédimenteuses. Elles renferment, quelquefois, de l'albumine qui s'accumule dans le sang sans avoir subi sa combustion normale, les poumons étant malades, et sort par les reins : de là l'*albuminurie*.

A l'état syncopal se rattachent plus spécialement l'hydropisie et l'embolie. Le sang, ralenti dans son cours, stagne dans les tissus où il se dédouble, par action endosmotique, dialytique. Le sérum, traversant les parois du tissu cellulaire, y engendre, en s'accumulant, l'*œdème*, l'*anasarque*. Dans les séreuses, il produit l'*ascite*, l'*hydrothorax* : tandis que le plasma du sang, retenu et concrété dans les vaisseaux, y développe les *embolies* ; grave complication ultime de l'*asystolie* ; ainsi que la *gangrène*, qui s'explique par l'anéantissement partiel de l'innervation, conséquence de l'état syncopal et asphyxique de l'asystolie.

L'*asystolie* est donc une maladie très grave, ordinairement et promptement mortelle, mais elle n'est pas incurable. Comme dualité morbide, elle peut être dédoublée, et par conséquent guérie, par l'élimination du *facteur phlogosique*, laquelle se trouve ainsi réduite à son *facteur organique* ou *inorganique*, qui est une infirmité autant qu'une maladie avec laquelle on peut vivre. Cette réduction, cette guérison relative peut être opérée par les calmants, le lait, et surtout par la digitale pourprée, en infusion et dilution, un gramme pour un litre d'eau en huit doses, cinq à six, par jour.

L'action héroïque de la digitale s'observe quand elle est bien indiquée par l'*asystolie* et qu'elle n'est pas contre-indiquée par une phlegmasie digestive. Dans les cas heureux, elle calme et régularise les contractions du cœur, l'urine coule à flots, l'hydropisie disparaît rapidement, et le malade revient miraculeusement à son état habituel.

Je possède de nombreuses observations à l'appui de la théorie asystolique et de la doctrine générale de l'irritation névrasculaire, qui trouveraient leur place dans un travail spécial.

———

V

LE DIAGNOSTIC DIFFÉRENTIEL

DES MALADIES CÉRÉBRO-SPINALES, D'APRÈS LA NATURE DE LA FIÈVRE CONCOMITANTE :

1· *Idiopathiques*, rares, graves, pouls lent ;
2° *Sympathiques*, fréquentes, bénignes, pouls fréquent.

Les maladies cérébro-spinales, quelle que soit leur manifestation phénoménale, *coma*, *délire*, *convulsion*, *paralysie*, etc., peuvent être divisées en deux grandes classes bien distinctes, d'après la nature de a fièvre concomitante : 1° *idiopathiques* avec une fièvre peu intense et le ralentissement du pouls ; 2° *sympathiques*, avec une fièvre intense, et l'*accélération* du pouls.

1° les maladies cérébro-spinales *idiopathiques*, que caractérise le ralentissement du pouls, sont des maladies rares, à lésions propres, graves, souvent mortelles. Le ralentissement de la circulation peut s'expliquer par la diminution ou l'abolition de l'incitation cérébrale, suite de la compression ou de la destruction partielle du centre cérébro-spinal, et en exprime la gravité.

Type. — La méningite tuberculeuse, l'abcès du cerveau. En voici un exemple remarquable recueilli dans le service de M. le professeur Desprès, à la Charité. Sujet atteint d'une tumeur érectile à la région antérieure gauche du front. Opération de la tumeur ; imprudences de la malade.

Accidents méningitiques dont la principale manifestation était une céphalalgie intense, constante ; quelques vomissements, à la fin. Ni paralysie, ni évacuations involontaires ; intelligence conservée jusqu'à la veille de la mort, où la température était à 37° et le pouls à 60. Il s'élève vers 80 aux approches de la mort, qui survient inopinément au moment où le chirurgien allait pratiquer la trépanation.

Ouverture cadavérique. Altération et érosion du frontal et de la dure-mère, à la partie correspondante à la maladie. Au-dessous, le cerveau présentait une tumeur comme une petite pomme, blanche, laquelle, ouverte, donna issue à du pus, mêlé à de la sérosité sanguinolente.

Je relève, dans cette maladie *idiopathique* du cerveau, ce seul fait, utile à mon sujet : l'*athermie* et le *ralentissement* du pouls.

2° Les maladies cérébro spinales *sympathiques*, au contraire, qui s'accompagnent d'une grande fièvre, d'une fréquence considérable du pouls, sont des maladies très fréquentes, sans lésions propres et, par conséquent, bénignes.

et curables. La fièvre concomitante, qui les accompagne, est aussi, elle-même, une *sympathie*, une ondulation *névrasculaire* sur le cœur, émanant du même foyer de projection *idiopathique*.

J'esquisse l'histoire de l'éclampsie, pour l'intelligence du sujet, le rôle de l'irritation névrasculaire. L'éclampsie est une phlogose névrasculaire des centres nerveux, à l'état *sympathique*, émanant d'un foyer de projection *idiopathique*, dont le siège est tantôt dans l'estomac, éclampsie *infantile, saburrale, vermineuse*, et tantôt dans l'utérus, *éclampsie puerpérale, hystérique*, etc. L'*irritation idiopathique* de l'estomac ou de l'utérus, dans les cas cités, ne s'arrête pas au cerveau, où elle détermine les symptômes, de l'*éclampsie*, coma délire, convulsions, paralysie, etc., mais elle se réfléchit sur d'autres organes, le cœur en particulier, et produit la *fièvre*. Celle-ci aggrave les organopathies existantes, la *cérébro-spinisme* surtout, et en engendre d'autres.

Le traitement rationel de l'éclampsie serait donc l'éloignement des causes : les *évacuants*, dans l'éclampsie *infantile* ; la *délivrance*, dans l'*éclampsie puerpérale*. Mais souvent cela n'est pas possible, à cause de la gravité des accidents : *trismus* ou paralysie, dans les premiers cas ; *rigidité du col*, hémorrhagie, dans le second. On traite alors les organopathies prédominantes, ici, la *fièvre*, c'est-à-dire la phlogose sympathique du cœur, qui est souvent une cause ou une complication morbide, comme nous l'avons dit, du *cérébrisme*.

Un moyen qui m'a rendu, en pareil cas, les plus grands services, auquel je dois de nombreuses et merveilleuses guérisons, ce sont les affusions froides, générales, abondantes, pratiquées non seulement sur la tête, mais aussi sur le tronc.

Les affusions froides sont prolongées jusqu'à ce que la température anormale s'abaisse, et que la circulation surexcitée se ralentisse ; auquel cas les accidents cérébraux, *coma, délire, convulsions, paralysie*, etc., s'amendent et disparaissent. L'intelligence revient, et le petit malade passe de la mort apparente, imminente, à son état antérieur de santé avec une rapidité incroyable. Les accidents asystoliques, l'albuminurie, l'œdème, qui accompagnent, quelquefois, cette maladie, ne tardent pas non plus à se dissiper.

Une autre médication aussi héroïque, fort analogue à la précédente, et qui, dans maintes circonstances, a donné de brillants résultats, c'est la méthode *anesthésique*, inhalations de chloroforme, hydrate de chloral en potion, et à la rigueur, en lavement. Les anesthésiques s'adressent également à l'affection névrasculaire, à la phlogose des divers appareils intéressés dans l'éclampsie, qu'ils répriment par l'intermédiaire des centres nerveux, où ils éteignent la perception, la sensibilité et la motricité. Ils constituent une précieuse ressource thérapeutique, dans des cas même, je le répète, qui avaient résisté aux autres moyens. J'ai la conviction que les injections hypodermiques, avec la morphine ou l'atropine, réussiraient également ici, comme dans les névralgies viscérales.

La loi que j'ai posée souffre quelques exceptions qu'il convient de signaler. Dans l'*idiopathisme cérébro-spinal*, le pouls acquiert, quelquefois, à la période ultime, et pendant peu de temps, une certaine fréquence. Pareillement, dans certaines maladies cérébro-spinales, le pouls peut offrir, au début, une fréquence considérable, qui permettrait de supposer que la maladie est *sympathique* et *bénigne*, tandis qu'elle est rapidement mortelle. Mais ces faits, dont la signification nous échappe, sont tout à fait exceptionnels et confirment la règle générale : le ralentissement du pouls dans les maladies *idiopathiques*, et sa fréquence dans les maladies *sympathiques* du centre cérébro-spinal.

VI

LE ROLE DES CAUSES MORBIDES

1° Cosmiques, générales ; 2° Sociales, spéciales, dans les maladies épidémiques des êtres organisés.

A. *Les causes morbides cosmiques, générales ;*
la révolution cosmique.

1° Notre globe traverse une phase révolutionnaire.

2° La révolution *cosmique* offre une double manifestation anormale : *a. phénoménale ; b.* et *pathologique.*

3° Sa nature est inconnue, et probablement complexe : *a. Surnaturelle*, plutonique, tellurique, céleste; *b. sociale*, souillure cadavérique du sol, infection de l'*atmosphère*, le déplorable résultat de la guerre.

4° Son action, plus manifeste, est débilitante, asthénique.

5° Le résultat de la révolution *cosmique* sur les êtres *organisés*, direct, nécessaire, universel, — c'est le *délabrement organique.*

6° Le *délabrement* organique, qui reconnaît d'autres causes, est le précurseur ordinaire, la condition nécessaire, le terrain propice du *parasitisme* ; celui-ci, une grande figure des maladies *épidémiques* des végétaux, des animaux et de l'homme.

7° Les maladies épidémiques sont la résultante pathologique des causes *cosmiques*, générales; et d'autres causes *sociales*, le fait de l'homme, et *spéciales* aux divers règnes de la nature.

B. *Les causes morbides, sociales, spéciales.*

8° Ces causes *sociales, spéciales*, pour les *végétaux*, sont : 1° les cultures forcées ; 2° l'insuffisance des engrais ; 3° et surtout, la taille abusive, intempestive des arbres fruitiers, industriels, surtout pour les essences à noyau, et dans les pays chauds.

PREMIÈRE PARTIE. — AGRONOMIE.

9º Les causes *sociales*, spéciales, agissent de concert et de la même manière, avec les causes *cosmiques*, générales, dans la production des maladies des êtres organisés, qu'ils débilitent et rendent plus sensibles aux causes morbides, *délabrement organique*.

10º Le déplorable concours des causes *cosmiques* et *sociales* a engendré la *dégénérescence* végétale, dont les maladies *épidémiques* sont une des manifestations : *oïdium, phylloxéra*, etc., maladies graves qui atteignent l'homme dans son alimentation, dans sa santé et dans son industrie.

11º Le traitement des maladies végétales est en dehors de mon *sujet*. Je dirai seulement que si notre action est restreinte contre les causes générales, *cosmiques*, dont l'éloignement sera l'œuvre de la nature; cette action est plus manifeste contre les causes spéciales, *sociales*. De là, l'indication de réduire les cultures forcées, de multiplier les engrais et de renoncer à la taille abusive, intempestive des arbres fruitiers, aujourd'hui, à l'état de manie.

DEUXIÈME PARTIE. — MÉDECINE.

12º Les animaux et l'homme étant soumis, comme tous les êtres organisés, aux causes générales *cosmiques*, subissent, dans des conditions déterminées, l'*intoxication cosmique*.

13º Laquelle se produit, chez eux, dans des conditions diverses :

a. Tantôt, elle se révèle par une maladie simple, élémentaire, comme chez les êtres inférieurs : *fermentation, putréfaction, teignes, dartres*, etc.

b. Tantôt, au contraire, l'*intoxication cosmique* agit dans la sphère animale, comme sur les plantes, à titre de *cause prédisposante.*

c. Tantôt, enfin, la révolution cosmique agit, indirectement, sur l'homme, sur les animaux, dans leur alimentation, viciée, altérée, par le fait de cette maladie cosmique des végétaux, des animaux, comme matériaux alimentaires. Il est probable que la maladie des vers-à-soie, *pébrine, muscardine,* une des causes de la crise industrielle, se rattache à l'altération de la feuille des mûriers,—qui subissent, comme la plupart des êtres organisés, l'influence cosmique (1).

L'intoxication cosmique se concerte, avec les causes *sociales, spéciales,* dans les divers règnes organiques, pour la création de maladies plus compliquées.

14° Le concours fortuit des causes *générales, cosmiques,* et *sociales, spéciales,* est la condition pathogénésique des *épidémies* du règne animal.

15° Les causes *sociales, spéciales* du règne animal, sont :

a. Les *éléments morbides, intoxication alimentaire, phlogose, autophagisme, septicémie, asthénie,* etc.

b. Les infractions hygiéniques, encombrement, viciation atmosphérique, travail forcé, alimentation défectueuse, etc.

c. Les influences morales, les passions.

16° La *fièvre typhoïde,* chez l'homme, dont le représentant, chez les animaux, est la *peste bovine,* offre le type des maladies épidémiques.

17° L'histoire clinique de la *fièvre typhoïde,* à l'aide de l'*analyse organopathique,* donnera une idée du rôle pathogénique des causes *générales, cosmiques,* et *sociales, spéciales,* dans les maladies *épidémiques* des animaux et de l'homme. (Congrès du Havre, 1877.)

(1) Je chercherai à établir, dans le cours de ce travail, que certaines maladies des animaux supérieurs, le *typhus,* la *peste,* sont le résultat complexe d'une intoxication, *a. directe,* cosmique, du sujet, *b.* et *indirecte,* par viciation cosmique, saburrale, des aliments.

VII

THÉORIE PARASITAIRE

La vie est un antagonisme, un combat. La vie est un immense parasitisme où les grands dévorent les petits, à l'état normal, et où les petits, par une singulière compensation, dévorent les grands, à l'état anormal.

Quand le sujet est dans la plénitude de sa santé, de sa vigueur, il est respecté par les parasites, qui l'envahissent, quand il est délabré, dégradé. Le parasitisme offre le spectacle étrange d'une organisation supérieure qui tombe, au contact d'une organisation inférieure qui s'élève sur ses ruines. Le parasitisme est cet antagonisme, ce combat.

Le parasitisme est un accident dans la vie du sujet, et cet accident est une défaillance.

L'altération de la matière, le délabrement préalable du sujet est le terrain propice, la cause capitale du développement parasitaire.

Le parasitisme, ainsi développé sous l'influence du délabrement organique est *mégascopique* ou *microscopique*, le volume compensé par le nombre; *animal* ou *végétal*, etc.

Le parasitisme nuit au sujet, *directement*, par une soustraction frauduleuse de sa subsistance, *indirectement*, par la *transformation* de la matière organique, par action catalytique, dialytique, endosmotique.

Le parasitisme joue un grand rôle dans les maladies des êtres organisés, surtout dans les épidémicités. Les maladies sont épidémiques, parce qu'elles sont d'origine cosmique et de nature contagieuse. Elles sont contagieuses parce qu'elles sont parasitaires. Leur gravité est proportionnée à leur étendue, à leur diffusion, un attribut de l'épidémicité.

Je pourrais citer des faits nombreux à l'appui de la doctrine du *délabrement* organique, comme base de ma théorie parasitaire.

Je ferai seulement remarquer que le dogme de l'auto-phagisme, qui joue un si grand rôle dans les maladies, ainsi que la fièvre typhoïde, dont je vais esquisser l'histoire, sont la confirmation de cette théorie.

Déductions thérapeutiques : 1° prévenir et combattre, par une médication reconstituante et tonique, le délabrement organique, cause prédisposante du parasitisme ; 2° pratiquer l'occlusion du traumatisme, pour empêcher son exposition à l'air qui l'altérerait et en ferait un terrain propice au parasitisme.

Contre le parasitisme, lui-même, les parasiticides, — qui le détruisent ou l'éloignent, momentanément, sans s'opposer à sa reproduction : — soufre, camphre, iode, quinine, tabac, acide phénique, borique, salicylique, etc.

Le pansement de Lister, déduction heureuse de la célèbre théorie de M. Pasteur, et qui a réalisé un progrès réel dans la thérapeutique chirurgicale, me paraît agir, essentiellement, par l'occlusion et l'embaumement du traumatisme ; plutôt que par la filtration des germes parasitaires, que leur excessive ténuité rend illusoire, ainsi que leur destruction par les parasiticides, en raison de leur prodigieuse reproduction. Toutefois, je pose cette théorie, à côté de la théorie de M. Pasteur, comme des modes particuliers de la nature, dans le grand œuvre de la vie et de la mort. L'avenir dira lequel de ces modes est le plus pratique, le plus usuel (1).

VIII

LE DOGME DE L'AUTOPHAGISME PARASITAIRE

1° L'autophagisme est cet état de l'homme qui se mange.

2° L'homme se mange quand il ne mange pas, quand il

(1) Mémoire communiqué, ainsi que le suivant, à l'Académie de médecine de Paris, 1878.

ne digère pas, quand la dénutrition surpasse la nutrition.

3° Quand l'homme se mange, il devient carnivore, anthropophage, autophage.

4° Quand l'homme se mange, il se délabre, il se dégrade, il descend l'échelle organique au niveau des parasites qui l'envahissent : *oïdium albicans*, le mal blanc, etc.

5° Quand l'homme se mange, s'il est bien portant il devient malade : *autophagisme essentiel*.

6° Et s'il est malade, sa maladie s'aggrave, dégénère et se complique, signe pathognomonique de parasitisme cryptogamique, buccal, *autophagisme intercurrent*.

7° L'*autophagisme* est donc une maladie spéciale, ou plutôt, une dégénérescence de toutes les maladies, par le fait de l'insuffisance alimentaire, caractérisée par le *parasitisme intercurrent*, *oïdium albicans*, le mal blanc, dans la cavité buccale.

8° La dégénérescence autophagique est une *ataxie*.

9° Et l'*ataxie* est une combinaison, une confusion d'éléments morbides opposites : *a*. la *phlogose* générale, ou locale, digestive, avec acidité sécrétoire ; *b*. et le *délabrement* organique, l'*asthénie* générale ou locale.

10° La dégénérescence autophagique, *état général ataxique*, — et la *phlogose* digestive, parasitaire, état *local*, — sont sous la dépendance de la même cause morbide, le *délabrement organique*, le fait lui-même de l'*abstinence*, et lequel, à son tour, engendre le *parasitisme*.

11° Le parasitisme autophagique rentre ainsi, dans ma théorie parasitaire, comme expression du délabrement.

12° Les productions parasitaires de l'*autophagisme*, sont albuginées, molles, peu adhérentes, tardives. Les plaques pseudo-membraneuses de la *diphthérite*, au contraire, sont consistantes, adhérentes, brunâtres, initiales et s'accompagnent de fièvre, d'engorgement glandulaire, etc. Tous caractères, en dehors du microscope, qui les distinguent, entre elles, et surtout d'avec les ulcérations vésiculeuses, *aphtheuses*.

13° Les formes de l'autophagisme, comme dégénérés-
concé des maladies, sont toutes leurs formes modifiées.

14° J'ai la conviction que beaucoup de maladies graves
ataxiques, adynamiques, sont des transformations auto-
phagiques.

15° Dans toute maladie qui s'aggrave, il faut soupçonner
l'*autophagisme* et en rechercher le signe pathognomonique,
oïdium albicans.

16° Dans toute maladie autophagique, il faut suspendre
le traitement débilitant et recourir à l'alimentation.

17° Cette alimentation doit être appropriée à l'irritation
digestive et à l'asthénie générale. Dans quelques cas graves,
on a recours, avec avantage, à l'alimentation rectale.

18° Le dogme de l'autophagisme éclaire la pathogénie et
le diagnostic des maladies ; il soumet leur traitement diété-
tique à des règles fixes. A ce titre, il mérite d'être répandu.

(Conférences données à la Charité, en 1878, avec le bienveillant
concours de MM. les Internes, et, en particulier, de M. le D^r Jó-
zias, chef de clinique de M. le Pr Hardy, auxquels j'adresse mes
remerciements, et dont je garde un agréable souvenir.)

IX

ÉTUDE CLINIQUE DE LA FIÈVRE TYPHOÏDE

AU POINT DE VUE DE LA DOCTRINE PHYSIOLOGIQUE
MODERNE ET DE L'ANALYSE ORGANOPATHIQUE

A. La fièvre typhoïde est une maladie fébrile, générale,
constitutionnelle, sporadique, endémique, épidémique, parasitaire, infectieuse,... contagieuse?

B. L'analyse organopathique démontre que la fièvre typhoïde, — comme la plupart des maladies, — et comme
manifestation pathologique, est une vaste et complexe collection d'*organopathies*, diverses de nature, intensité, etc.

I. *Idiopathiques*, ordinairement, primordialement déve-

loppées : *a*. dans les voies *digestives*; *b*. dans les voies *pulmonaires*, etc.

II. *Sympathiques*, développées, secondairement, — *via
sympathica, anastomica*, — *a*. dans l'appareil *cardiaco-
vasculaire*, — fièvre; *b*. dans l'appareil *cérébro-spinal*, — délire, convulsions; *c*. dans l'appareil *cutané*, — pétéchies, etc.

III. *Diathésiques*, engendrées à la fin, dans tous les organes de l'économie, par l'altération consécutive : *a. histologique, b. toxique* : 1º du chyle, 2º du sang, 3º de la lymphe,
4º des sécrétions, etc.

C. *L'analyse organopathique* démontre, encore, que la
fièvre typhoïde, — comme beaucoup d'autres maladies, —
et *comme nature*, essence morbide, — est une multiple et
inextricable *intoxication* : *a. cosmique*; *b. alimentaire*;
c. saburrale ; etc.; *première période*.

D. Cette maladie toxique s'accompagne, ordinairement,
— comme effet ou comme complication, — de la phlogose
pneumogastrique, — idiopathique, sympathique ou diathésique, — *a. digestive*; *b. pulmonaire*; *c. cardiaque*; *d. cérébrale*; etc.; *deuxième période*.

E. La fièvre typhoïde se complique souvent, alors, de
l'*autophagisme intercurrent*, par le fait de l'insuffisance
alimentaire, elle-même, le résultat ordinaire de toute
longue et grave maladie; *troisième période*.

F. Enfin, la fièvre typhoïde peut se compliquer encore, à
sa *quatrième période*, de la *septicémie*, de l'*ataxie*, de l'*adynamie*, comme résultat ultime de l'*altération* et de la *résor-
ption* des fluides et solides, des sécrétions et excrétions (1).

G. La *thérapeutique* de la fièvre typhoïde est une déduction rationnelle de sa *pathogénie*. Les principales indications

(1) Voici les divers termes de la série typhique, dans l'ordre ascendant :
1º La fièvre muqueuse : viciation saburrale des aliments; 2º La fièvre typhoïde : viciation cosmique et saburrale des aliments; 3º Le typhus, la
peste : infection septique, virulente du sujet; viciation cosmique, saburrale, de l'alimentation. — L'analogie, entre les fièvres typhiques et les
fièvres éruptives, comme origine, nature, infectieuse, virulente; et comme
traitement, celui de leurs organopathies constitutives.

s'adressent à ses divers éléments morbides : 1° l'*intoxication* multiple ; 2° la *phlogose* pneumogastrique, diverse ; 3° l'*autophagisme* parasitaire ; 4° l'*ataxie* ; l'*adynamie* ; la *septicémie* ; facteurs morbides, que nous retrouverons dans beaucoup de maladies.

Traitement prophylactique : à son origine, la fièvre typhoïde étant une intoxication binaire : *a. cosmique* primordiale, directe ; *b.* et *alimentaire*, secondaire indirecte ; la principale indication, à cette phase prodromique, consiste à éviter et à corriger cette double viciation de l'air et des aliments, à l'aide de l'éloignement, l'aération, la chaleur, les désinfectants, etc.

Traitement curatif : *a.* contre l'intoxication réalisée, et dans la première période, où l'aliment vicié, les saburres, sont encore dans les voies digestives, la médication par excellence est la méthode évacuante éméto-cathartique ; l'huile de Ricin, généralement ; *b.* à la deuxième période, où le poison a irrité les voies digestives, pulmonaires, etc., la médication antiphlogistique, réfrigérante, sédative, est fortement indiquée ; *c.* à la troisième période où l'abstinence forcée a, généralement, engendré l'*autophagisme* parasitaire, les analeptiques et les parasiticides sont indispensables ; *d.* enfin, à la dernière période de la maladie, quand prédominent l'adynamie, l'ataxie, la sceptécémie, on emploiera, avec succès, les toniques, les antiseptiques, — la phlogose digestive étant dissipée, — concurremment avec les analeptiques, etc.

Résumé : La fièvre typhoïde est une phlogose digestive, saburrale, toxique, initiale, idiopathique,... tenant sous sa dépendance les autres organopathies : *a.* cardiaco-vasculaire, *fièvre* ; *b.* cérébro-spinale, *éclampsie*, etc. Phlogose névrasculaire, d'origine, de nature, d'intensité, de manifestation, diverses, — la source capitale des *indications* thérapeutiques.

Paris. — A. PARENT, imp. de la Fac. de médec., rue M.-le-Prince, 31.
A. DAVY, successeur.

Les atterrissements reproduisent, accidentellement, dans les vallées calcaires de la Seine, de l'Ariège, de la Garonne, de l'Adour, etc., les terrains et leurs productions spéciales, châtaigniers, genêts, bruyères, fougères, etc., à l'état permanent, dans leur contrée, les terrains primitifs des Cévennes, etc. Ces faits sont favorables à la propagation de la vigne, qui se complaît dans les terrains alluviens, sablonneux.

Dans les Pyrénées, ces conditions d'habitation, de culture, de bien-être, pour l'homme, sont à peu près restreintes aux vallées d'atterrissement.

IV. L'influence des eaux sur la santé, sous le rapport de leur nature, de leur origine géologique.

L'observation a démontré que les phlegmasies des voies digestives, et le choléra morbus, en particulier, sont bien plus rares dans les pays primitifs, granitiques, schisteux, que dans les régions calcaires. L'eau pure est un précieux agent préventif et curatif de l'irritation *névrasculaire,* l'origine principale des maladies. (Congrès de Paris, section géologique, 1878.)

II

Une étude philosophique de la taille des arbres fruitiers, fondée sur les grandes lois de la nature :

1. La surabondance, la profusion des germes reproducteurs, en raison de leurs nombreuses causes de destruction. De là, l'indication de la taille, comme réduction de cette exubérance prolifique, en rapport avec la puissance végétative de la sève ; et comme report de cette végétation restreinte, plus près de la tige et dans de meilleurs conditions de développement.

2. La force ascensionnelle de la Sève, en raison de la dispersion des germes. De là, l'indication du pincement, comme répression de cette exubérance de sève, et sa répartition plus harmonique, sur les éléments, aussi rapprochés de la tige.

3. La subjection, l'infériorité de la *fructification* à la *végétation* ; les boutons à fruit se développant toujours au-dessous des boutons affectés à la végétation. De là, l'indication d'une taille longue qui réserve une place à tous les éléments, qui donne satisfaction à toutes les exigences de la *végétation* et de la *reproduction.*

4. La taille est relative à la forme: La meilleure est la naturelle. De toutes les formes artistiques la préférable est la pyramide, pour les grands arbres, le cordon vertical, pour les petits.

5. La taille de la végétation porte sur les parties constituantes de la charpente, qu'elle équilibre, en les réprimant.

6. La taille de la fructification porte sur les productions annuelles de la charpente, où elle restreint les éléments à bois du sommet, au profit et pour la transformation des éléments à fruits, — *lambourdes*, à la base.

7. Généralement, la taille des arbres fruitiers se réduit à la section annuelle de leurs pousses à bois, sur le troisième ou quatrième bouton, à mi-longueur.

8. A l'état de nature, qui dispose du temps et de l'espace, la taille est inutile et même nuisible comme traumatisme, etc.

9. La taille abusive, une manie du siècle, concourt avec la révolution cosmique, le parasitisme, à la production des maladies épidémiques, — *oïdium, phylloxéra*, — qui atteignent l'homme dans son alimentation, dans sa santé, dans sa maladie.

10. A l'état social, la taille rationnelle est un précieux moyen de multiplier, de perfectionner la production, dans certaines conditions de forme, d'espace. Elle a sa raison d'être et sa justification, dans l'exubérance de végétation, qu'elle harmonise, le but et le résultat de la culture.

III.

La misère, au point de vue de la révolution cosmique et des institutions sociales. *Réformes économiques et sociales.* Mobilisation foncière, banques hypothécaires.

Paris. — Typ. A. PARENT, rue Monsieur-le-Prince 31.

A. DAVY, successeur.